Nicole Tervooren

Betriebliche Gesundheitsmaßnahmen als Chance zur Gesunderhaltung und Gewinnung von Pflegekräften

Am Beispiel von Seniorenheimen

GRIN Verlag

Bibliografische Information der Deutschen Nationalbibliothek:

Die Deutsche Bibliothek verzeichnet diese Publikation in der Deutschen Nationalbibliografie; detaillierte bibliografische Daten sind im Internet über http://dnb.d-nb.de/ abrufbar.

Impressum:

Druck und Bindung: Books on Demand GmbH, Norderstedt Germany
ISBN: 978-3-656-45392-5

Dieses Buch bei GRIN:

http://www.grin.com/de/e-book/229489/betriebliche-gesundheitsmassnahmen-als-chance-zur-gesunderhaltung-und-gewinnung

Betriebliche Gesundheitsmaßnahmen als Chance zur Gesunderhaltung und Gewinnung von Pflegekräften am Beispiel von Seniorenheimen

Studium in der Praxis (SIP)- Arbeit

4/5 Trimester

Fachbereich Gesundheitswirtschaft – Studiengang GW05

Fachhochschule des Mittelstands

Abgabe: 18.04.2012

Vorgelegt von:

Nicole Tervooren

Danksagung

Der Dank gilt allen Wegbegleitern, die jederzeit mit Rat und Geduld zur Seite standen und es der Verfasserin ermöglichten, diese wissenschaftliche Arbeit im Rahmen ihres studentischen Praktikums zu schreiben. Das größte Dankeschön gilt Herrn Prof. Dr. rer. oec. habil. H. Schirmer für seine Bereitschaft, die Verfasserin bei der Entstehung ihrer Arbeit zu betreuen und zu unterstützen. Frau Prof. Dr. L. Hano gilt ein großes Dankeschön für die Übernahme der Zweitprüfung dieser Arbeit. Die Verfasserin bedankt sich bei den Führungskräften und bei den Mitarbeitern ihres Praktikumsbetriebes für die Zusammenarbeit, das ihr entgegengebrachte Vertrauen und die ihr eingeräumten Freiheiten. (Aus Datenschutzgründen bleibt der Betriebsname anonym). Ein herzliches Dankeschön geht an den Vorstand der Stiftung der Sparkasse Bielefeld, welcher der Verfasserin durch die Vergabe des Stipendiums das Studium ermöglichte. Hier richtet sich das Dankeschön ganz besonders an Frau P. Werning und Herrn St. Glatthor, die die Verfasserin als Stipendiatin vorschlugen. Den Entscheidern der Fachhochschule des Mittelstands Bielefeld gilt ein Dankeschön für die Kooperation mit der Stiftung der Sparkasse Bielefeld. Die Verfasserin dankt ihrer Familie, ihrem Partner und ihren Freunden für die intensive Unterstützung und Motivation.

Inhaltsverzeichnis

Abbildungsverzeichnis

Tabellenverzeichnis

Abkürzungsverzeichnis

Abb.	Abbildung
AOK	Allgemeine Ortskrankenkasse
BGF	Betriebliche Gesundheitsförderung
BGM	Betriebliches Gesundheitsmanagement
c.a.	circa
dB	Dezibel
dip	Deutsches Institut für angewandte Pflegeforschung e.V.
e.V.	eingetragener Verein
MDK	Medizinischer Dienst der Krankenkassen
NRW	Nordrhein Westfalen
PDL	Pflegedienstleitung
s.	siehe
Tab.	Tabelle
u.a.	unter anderem
WB	Wohnbereich
z.B.	zum Beispiel

1 Einführung und Problemstellung

In Deutschland ist in Fachkreisen und in der Gesellschaft die Diskussion über den Pflegekräftemangel weit verbreitet. Auch der politischen Führung von Deutschland ist die Problematik des allmählich wachsenden Pflegepersonaldefizits sehr bewusst. Die Veränderung der Altersstruktur in der Bevölkerung mit zunehmend älteren Menschen führt zu einem Mehrbedarf an Pflegekräften.[1]

Ein Vergleich der Bevölkerungsstruktur mit der Geburten- und der Sterberate und mit der Anzahl der gegenwärtig beschäftigten Pflegekräfte zeigt diese Entwicklung deutlich. Somit ergibt sich die Frage, wie für die Zukunft mehr Pflegekräfte gewonnen werden können und wie dafür gesorgt werden kann, dass die derweil erwerbstätigen Pflegekräfte ihre Beschäftigung beibehalten. Um Maßnahmen für die Gewinnung und den Erhalt der Pflegekräfte zu entwickeln ist es von großer Bedeutung, die Gesamtsituation in der Pflege zu erblicken. Es ist wichtig, die Ursachen des Pflegekräftemangels zu erkennen und ihnen dort entgegenzuwirken, wo sie entstehen. Hierzu wurden bereits vielfältige Daten erhoben. Die Datenerhebung des Mikrozensus 2007 ergab, dass die Arbeitsplatzbedingungen in Pflegeberufen die Pflegekräfte besonders stark belasten. Weitere Beobachtungen zeigten, dass zahlreiche Gesundheitsleiden der Pflegekräfte häufig arbeitsbedingt sind.[2,3] Die Verfasserin der hier vorliegenden Arbeit nahm sich dieser Problematik an und reflektiert die Gesundheitsrisiken und Beschwerden des Pflegepersonals aus Seniorenheimen in Nordrhein Westfalen (NRW). Sie zeigt Maßnahmen auf, durch die die Gesundheit der Mitarbeiter/innen geschont und gefördert werden kann.

1.1 Abgrenzung und Ziel der Arbeit

In dieser Arbeit wird mit Hilfe eines Fragebogens ermittelt, über welche Gesundheitsbeschwerden die Pflegekräfte in den Seniorenheimen klagen und welche ihrer Arbeitsplatzbelastungen sie als Überforderung empfinden. Die Verfasserin der Arbeit beobachtete die Pflegekräfte bei der Pflegearbeit, um festzustellen, ob ein Zusammenhang zwischen der Arbeitsweise, den Arbeitsplatzbedingungen und den Gesundheitsbeschwerden bestehen könnte. Die Verfasserin prognosti-

---

[1] Vgl. o.V. Bundesministerium für Gesundheit. (2011), Web.

[2] Vgl. Afentakis, A. (2009), Web.

[3] Vgl. o.V. +medizin aspekte. (2012), Web.

ziert eine Tendenz, hin zu der Entwicklung, dass viele Pflegekräfte ihren Beruf aus Gesundheitsgründen aufgeben werden, wenn deren Arbeitsweise und der Umgang mit den alltäglichen Arbeitsplatzbelastungen unverändert bleiben. Diese Arbeit zielt darauf ab, die Gesundheitsrisiken und Beschwerden, die derzeit durch die Pflegearbeit entstehen, zu erkennen und Wege aufzuzeigen, welche diesen Risiken und Beschwerden entgegenwirken können. Die Verfasserin beschreibt die Möglichkeit, sich allen Gesundheitsbelastungen widmen zu können und schlägt die Integration eines Betrieblichen Gesundheitsmanagements (BGM) vor. Das BGM zielt nicht darauf ab, den Pflegearbeitsplatz völlig umzugestalten, sondern darauf, vorhandene Ressourcen zu nutzen und weiter aufzubauen. Den Erwerbstätigen und den Ein- und Wiedereinsteigern in diese Berufsgruppe soll ermöglicht werden, ihren Pflegeberuf gesund, bis zur Erreichung des Rentenalters auszuüben. Die Betriebliche Gesundheitsförderung (BGF) soll im zweiten Schritt ein Instrument zur Imageverbesserung des Pflegearbeitsplatzes sein, um das Interesse neuer Berufseinsteiger zu erlangen. Die Öffentlichkeit soll darüber informiert werden, dass in den Seniorenheimen die Mitarbeitergesundheit und somit auch die Zufriedenheit und die Motivation der Mitarbeiter/innen gestärkt und verbessert werden.

1.2 Aufbau der Arbeit

Nach der Einleitung beschreibt die Verfasserin in Kapitel zwei die Ursachen des Pflegekräftemangels. Neben der Arbeitsplatzsituation und den Rahmenbedingungen in der Pflege erläutert sie die Entstehung der psychischen, physischen und sozialen Belastungen, die während der Pflegearbeit entstehen. In Kapitel drei geht die Verfasserin kurz auf die gesetzlichen Rahmenbedingungen der Pflegepersonalstruktur in deutschen Seniorenheimen ein und veranschaulicht am Beispiel des Seniorenheimes Sonnenschein (aus Datenschutzgründen wurde der Name des Seniorenheims geändert) eine mögliche Personalbesetzung. Die Umsetzung des gesetzlich vorgegebenen Personalschlüssels wird in diesem Beispiel unter der Voraussetzung der vollen Heimauslastung dargestellt. Die Verfasserin ermittelt in Kapitel vier, mit Hilfe eines Fragebogens den psychischen, physischen und sozialen Gesundheitszustand der Pflegekräfte, wie ihn die Pflegekräfte aus ihrer ganz persönlichen, subjektiven Sicht selber wahrnehmen. Anschließend erläutert sie, den aufgrund ihrer Beobachtung erkannten Zusammenhang zwischen den Arbeitsplatzbedingungen, der derzeitigen Arbeitsweise und den bestehenden Gesundheitsbeschwerden. Sie reflektiert die Ergebnisse und stellt in einer

Zukunftsprognose dar, welche Folgen sich hinsichtlich der Pflegepersonalsituation ergeben könnten, wenn die Arbeitsplatzsituation in der Pflege unverändert bleibt. Die Verfasserin kritisiert die aktuelle Arbeitsplatzsituation, besonders hinsichtlich der Ausbildungs-, Fort- und Weiterbildungsqualitäten. Sie schlägt in Kapitel fünf Maßnahmen vor, durch die die gesundheitlichen Belastungen des Pflegealltags reduziert und die Mitarbeitergesundheit gefördert werden kann. Diese Maßnahmen sind zugleich auch die Ansätze zur Entstehung eines Betrieblichen Gesundheitsmanagements, inbegriffen der Mitarbeitermotivation zur gesunden Arbeitsweise. In Kapitel sechs formuliert die Verfasserin einen Ausblick für die Zukunft und in Kapitel sieben fasst sie ihre Arbeit zusammen.

2 Ursachen des Pflegepersonalmangels in Deutschland

Die Folgen des demografischen Wandels, der zunehmende Arbeitsaufwand und die psychische und physische Überbelastung können zum Arbeitsausfall führen. Speziell im Pflegebereich gelangen die Mitarbeiter/innen oftmals an ihre Leistungsgrenzen.[4] Diese Faktoren und die Rahmenbedingungen in der Pflege forcieren das derzeitig bestehende Überangebot an freien Pflegearbeitsplätzen.[5] Hinzu kommt das Image der Pflegearbeit, das in der Gesellschaft und vor allem bei Berufseinsteigern wenig Interesse für den Pflegeberuf auslöst.[6] Um die kontinuierlich ansteigende Pflegebedürftigkeit in der Gesellschaft anhaltend abzudecken, wird der Zuwachs an Pflegepersonal für die in Deutschland lebende Bevölkerung immer bedeutsamer.[7] Wenn die Gewinnung, aber auch die Erhaltung der Pflegekräfte, die gegenwärtig ihren Beruf ausüben immer wichtiger werden, der Pflegearbeitsplatz jedoch wenig wertgeschätzt und anerkannt wird, stellt sich die Frage, wie die Elemente, Wertschätzung und Anerkennung, vermehrt werden können.

---

[4] Vgl. o.V. SL/Marketing & Management. (2007), Web.

[5] Vgl. Seiß, F. (2011), Web.

[6] Vgl. o.V. Institut für Public Health und Pflegeforschung. (2010), Web.

[7] Vgl. Erbsland, E. (2008), S. 48-49

2.1 Demografischer Wandel und Entwicklung

Der Begriff „Demografischer Wandel" bezeichnet die sich verändernde Zusammensetzung der Altersstruktur in der Bevölkerung.[8]

Das statistische Bundesamt Deutschland publizierte im November 2009 das Ergebnis der Bevölkerungsberechnung für den Zeitraum 2008-2060. Das Ergebnis prognostiziert eine sich stark verändernde Altersstruktur in der Gesellschaft, die immer mehr zur älteren Generation und zu immer weniger jüngeren Menschen führt. Die Einwohnerzahl in Deutschland betrug 2008 rund 82 Millionen Menschen und die Bevölkerungsberechnung ergab einen generellen Bevölkerungsrückgang auf ca. 65-70 Millionen Einwohner im Jahre 2060. Eine Annahme des Statistischen Bundesamtes besagt, dass sich die Anzahl der Sterbefälle aufgrund des großen Anteils der Hochbetagten erhöhen wird, während die Geburtenrate niedrig bleibt. Den größten Bevölkerungsanteil bilden derzeit die mittleren Jahrgänge. Wenn diese Generation allmählich ins hohe Alter kommt, wird die Pflegebedürftigkeit in Deutschland rapide ansteigen.[9]

2.2 Arbeitsplatzsituation in der Pflege

Der gesellschaftliche Wandel modifizierte die Ansprüche an die Pflegeeinrichtungen und den Bedarf an Pflegeleistungen erheblich. Der Anstieg, der multimorbid, chronisch und an Altersdemenz erkrankten Menschen erhöhte die Anforderungen an die Mitarbeiter/innen in den Pflegeeinrichtungen beachtlich.[10] Die hohen psychischen und physischen Arbeitsbelastungen im Pflegealltag spiegeln sich in der Häufigkeit der Arbeitsausfälle, dem oftmals frühzeitigen Berufsausstieg[11] und der hohen Fluktuation wider. Die Arbeitszeit, besonders die Schichtarbeit, trägt zur Unvereinbarkeit von Beruf und Familie und zur Einschränkung der sozialen Kontakte bei.[12] Das Lohnniveau für die pflegerische Tätigkeit richtet sich nicht zwingend nach dem aktuell geltenden Tariflohn sondern nach dem Preis in einer Region, der dort für die gleiche Art von Pflegeleistungen tatsächlich gezahlt wird.[13] Hinzu kommen die mindere Wertschätzung und Anerkennung der Pflegearbeit. Das Deutsche Institut für angewandte Pflegeforschung e.V. (dip) startete

---

[8] Vgl. o.V. förderland. (2012), Web.

[9] Vgl. o.V. destatis. (2009), Web.

[10] Vgl. Görres,S. (1999a), S. 67.

[11] Vgl. Küsgens, I. (2005), S. 203.

[12] Vgl. Kramer, U. (1998), S. 23-26.

[13] Vgl. Denzler, E. (2007), S. 50-51.

2009 das Projekt „Optimierung und Innovation in der Altenpflege durch systematische Wertschätzung".[14] In diesem Förderprojekt, kurz auch „Pflege Wert", wird erforscht, ob „Mechanismen der Wertschätzung" aus der Produktionsfacharbeit auf die Pflegedienstleistungen übertragen werden können. Das Interesse richtet sich auf die Förderung der Wertschätzung und die Mitarbeiterbindung. Das Projekt ist noch nicht abgeschlossen. Den bisherigen Ergebnissen dieses Projektes folgt, die Entwicklung neuer Vorgehensweisen für „gute Arbeit" und „positive Wertschätzung" der Pflege.[15] Ein weiterer wichtiger Aspekt während der Pflegeaktivität ist der Zeitdruck, der viel Geduld und Disziplin verlangt. Der Bewegungsablauf eines pflegebedürftigen und älteren Menschen ist meist langsamer als der „Eigen-Rhythmus" der pflegenden Person. Um eine optimale Pflegeleistung zu erbringen, muss sich die Pflegekraft an den langsameren Rhythmus des hilfebedürftigen Menschen anpassen, während von ihr gleichzeitig die Pflegezeiten und der Dienstplan eingehalten werden sollen.[16] In der Praxis wird klar, dass die vom Medizinischen Dienst der Krankenkassen (MDK) vorgegebenen Pflegezeiten nicht immer eingehalten werden können. Es fehlen die Pufferzeiten für unerwartete Ereignisse. Das Eintreten eines unerwarteten Ereignisses während der Pflegezeit kommt durchaus vor und führt zu einer Unterbrechung des Arbeitsflusses (z.B. die Organisation eines akuten Arztbesuches für einen Bewohner oder der Arbeitsausfall einer Pflegekraft wegen Krankheit). Der Gesetzgeber verlangt die Einhaltung eines gewissen Pflegequalitätsstandards, der mit dem von ihm durch den Personalschlüssel vorgegebenen Personalaufwand, im Rahmen eines bestimmten Budgets, zu erreichen ist. Der Pflegequalitätsstandard ergibt sich aus dem Pflegeversicherungsgesetz und aus den sich darauf aufbauenden Verträgen.[17] Hinsichtlich der Pflegeausbildung wiesen Studien und Mitarbeiterbefragungen Defizite nach, besonders im gerontopsychiatrischen Fachbereich.[18] Görres meint, dass es auch für die ausgebildeten, berufstätigen Pflegekräfte wenige Aufstiegschancen gibt.[19] Da der Ausbildungsrahmenplan sich nicht genügend am sich durch den Wandel veränderten Tätigkeitsfeld orientiert, wird die Fort- und Weiterbildung immer wichtiger.[20]

---

[14] Vgl. o.V. Altenpflege. (2009), S. 16.
[15] Vgl. o.V. dip. (2009-2012), Web.
[16] Vgl. Schützendorf, E. (2010), S. 31-34.
[17] Vgl. Görres, S. (1999b), S. 73.
[18] Vgl. Weyerer, S.M. (1999), S. 21.
[19] Vgl. Görres, S. (1999c), S. 68.

2.3 Entstehung psychischer, physischer und sozialer Belastung

Die Weltgesundheitsorganisation beschreibt „Gesundheit", als das völlige seelische, körperliche und soziale Wohlbefinden und nicht nur als die Abstinenz von Krankheit und Gebrechen.[21] Der Zustand des völligen Wohlbefindens (Gesundheit) kann durch zu hohe Anforderungen, die auf den Menschen einwirken, beeinträchtigt werden. Eine Anforderung alleine, wie zum Beispiel eine Arbeitsaufgabe, ist zunächst neutral. Erst die subjektive Wahrnehmung und die individuelle Einschätzung dieser Aufgabe, hinsichtlich der eigenen Fähigkeit, diese bewältigen zu können, führen zu einer positiven (z.B. aktivierenden) oder zu einer negativen (z.B. überfordernden) Beanspruchung. Inwieweit eine Aufgabe als lösbar bewertet wird, hängt gewöhnlich von der individuellen Situation, dem persönlichen Zustand und der eigenen Leistungsfähigkeit ab. Die Einstufung der Belastungsintensität korreliert mit der persönlichen Konsequenz des Erfolges oder des Misserfolges eines angestrebten Ziels.[22,23] Die Kompetenz und die Motivation, eine Aufgabe zu bewältigen, führen normalerweise zu einer Handlungsaktivität. Wird diese durch den Mangel an Mitteln, durch einen emotionalen Konflikt, oder durch andere Einflüsse gestoppt, kann es zu einer psychischen Störung des Wohlbefindens kommen.[24] (Psychische Belastung).

Das emotionale Ungleichgewicht setzt im menschlichen Körper biochemische Prozesse in Kraft, die unterschiedliche Reaktionen hervorrufen können. Es ist möglich, dass ein emotionaler Gefühlszustand, wie etwa eine depressive Verstimmung, in organische Beschwerden umgeleitet wird.[25] (Physische Belastung durch psychische Belastung). Eine andere Art der physischen Belastung ist die chronisch hohe mechanische Beanspruchung des Körpers, die z.B. durch schweres Heben oder eine häufige Fehlbelastung des „Bewegungsapparates" zu Schmerzen und Erkrankungen des „Muskel-Skelett-Systems" führen kann.[26] Auch Umweltfaktoren, wie Lärm über 85 dB(A), schlechte Lichtverhältnisse, Geruchsbelästigung und der ständige Aufenthalt in schlecht belüfteten Räumen,

---

[20] Vgl. Fenchel, V. (1999), S. 91.
[21] Vgl. Alma-Ata. (1978), Web.
[22] Vgl. Jerusalem, M. (1999a), S. 4-5.
[23] Vgl. Neuenschwander, M. (2001a), S. 56.
[24] Vgl. Jerusalem, M. (1999b), S.10-12.
[25] Vgl. Waller, H. (2006), S. 72-75.
[26] Vgl. Hartmann, B. (2010), S. 367-368.

können sich auf Dauer negativ auf die Gesundheit auswirken.[27] (Körperliche Belastung). Ein weiterer wichtiger Aspekt für den menschlichen Gesundheitszustand ist der Rahmen des sozialen Rückhalts. Es gibt viele Studien die belegen, dass das Gefühl der Zugehörigkeit zu einem sozialen Netzwerk das Potential für die personelle Unterstützung in vielen Lebensbereichen birgt und mit der Gesundheit und dem Gesundheitsverhalten des Einzelnen in einem engen Zusammenhang steht. Obwohl die soziale Beziehungspflege mit Konflikten und Spannungen einhergeht, Zeit, Energie und Anpassungsfähigkeit fordert, gelten soziale Beziehungen als eine essentielle Gesundheitsressource, die eine positive Wirkung auf das Immunsystem hat. Ein Mensch der sich selbst isoliert oder von seinem Umfeld nicht akzeptiert und ausgeschlossen wird, kann wenig Hilfe zur Bewältigung von schwierigen Lebenssituationen oder Aufgaben erwarten.[28,29] Fehlt die Energie oder die Zeit um soziale Beziehungen aufzubauen und aufrecht zu erhalten, z.B. durch die übermäßig hohe Arbeitsbeanspruchung oder durch die Schichtarbeit, wird es kompliziert, soziale Gesundheitsressourcen zu erlangen. (Soziale Belastung).

---

[27] Vgl. Seidel, H.-J. (1997), S. 97,524,530.
[28] Vgl. Neuenschwander, M. (2001b), S. 60-63.
[29] Vgl. Schwarzer, R. (1981), S. 52-53.

3 Eine Möglichkeit der Pflegepersonalbesetzung am Beispiel des Seniorenheimes Sonnenschein

Immer wieder wird die Frage gestellt, wieso in den einzelnen Seniorenheimen nicht mehr Pflegepersonal eingestellt wird. Eine Erklärung liegt in der gesetzlichen Vorgabe des Pflegepersonalschlüssels, der für jede Region separat festgesetzt ist. Für NRW gilt:

Eine Vollzeitkraft für 8 Personen ohne eine Pflegestufe.

Eine Vollzeitkraft für 4 pflegebedürftige Personen der Pflegestufe I.

Eine Vollzeitkraft für 2,5 pflegebedürftige Personen der Pflegestufe II.

Eine Vollzeitkraft für 1,8 pflegebedürftige Personen der Pflegestufe III.

Der Anteil des Sozialen Dienstes geht in die Personalberechnung der Pflegekräfte mit ein. Für die Betreuung von 59,20 Bewohner/innen dürfen 1 Vollzeit- und eine halbe Sozialarbeiterstelle vergeben werden. In diesem Beispiel ist der Personalschlüssel für die Sozialarbeiter/innen mit 43,17 angegeben.

Das Seniorenheim Sonnenschein verfügt über insgesamt 79 Heimplätze und ist voll ausgelastet. Die 79 Bewohner/innen sind auf insgesamt 3 Wohnbereiche verteilt, wobei die dritte und die vierte Etage einen Wohnbereich bilden. Der Personalschlüssel ist, für jeden Wohnbereich (WB) separat und der Soziale Dienst für alle 79 Bewohner insgesamt berechnet. Die Arbeitsstelle/n des Sozialdienstes wird/werden von der Kapazität des Pflegepersonals abgerechnet. Die Nachtwachen und die Vollzeitstelle der Pflegedienstleitung werden in diesem Beispiel erst zum Schluss benannt. Deshalb werden auf den Wohnbereichen theoretisch zunächst freie Stellen ersichtlich, die jedoch, wie sich später zeigt, nicht vorhanden sind.

Im WB 1 wohnen insgesamt 27 Bewohner/innen. Davon hat jeder eine Pflegestufe. Es gibt 12 Personen mit der Pflegestufe I, 14 Personen mit der Pflegestufe II und eine Person mit der Pflegestufe III. Daraus ergibt sich, dass für den WB 1, insgesamt 9,16 Pflegekräfte eingestellt werden können. Im Beispiel des Seniorenheimes Sonnenschein sind auf WB 1 insgesamt 7,63 Pflegekräfte beschäftigt. Somit könnten theoretisch noch 1,53 Pfleger/innen für den WB 1 eingestellt werden. (s. Tab. 1)

Wohnbereich 1

Seniorenheim Sonnenschein **WB 1**		Personalschlüssel (Vollzeitkräfte)		
Bewohnerzahl	Pflege-stufe	Personal-schlüssel	Personal Soll	Personal bereinigt
0	0	8	0,00	0,00
12	I	4	3,00	2,50
14	II	2,5	5,60	4,67
1	III	1,8	0,56	0,46
27		Summe	9,16	7,63

Tab. 1 Seniorenheim Sonnenschein, Wohnbereich 1 / Quelle: Daten aus dem Praktikumsbetrieb (Tab. selbst erstellt)

Wohnbereich 2

Im WB 2 wohnen insgesamt 27 Bewohner/innen. Davon haben alle eine Pflegestufe. Es gibt 9 Personen mit der Pflegestufe I, 15 Personen mit der Pflegestufe II und drei Personen mit der Pflegestufe III. Daraus ergibt sich, dass für den WB 2, insgesamt 9,92 Pflegekräfte eingestellt werden können. Im Beispiel des Seniorenheimes Sonnenschein sind auf WB 2 insgesamt 8,27 Pflegekräfte beschäftigt. Somit könnten theoretisch noch 1,63 Pfleger/innen eingestellt werden. (s. Tab. 2)

Wohnbereich 2

Seniorenheim Sonnenschein **WB 2**		Personalschlüssel (Vollzeitkräfte)		
Bewohnerzahl	Pflege-stufe	Personal-schlüssel	Personal Soll	Personal bereinigt
0	0	8	0,00	0,00
9	I	4	2,25	1,88
15	II	2,5	6,00	5,00
3	III	1,8	1,67	1,39
27		Summe	9,92	8,27

Tab. 2 Seniorenheim Sonnenschein, Wohnbereich 2 / Quelle: Daten aus dem Praktikumsbetrieb (Tab. selbst erstellt)

Im WB 3 wohnen insgesamt 25 Bewohner/innen. Davon hat eine Person keine Pflegestufe. Es gibt 16 Personen mit der Pflegestufe I, 8 Personen mit der Pflegestufe II und niemanden mit der Pflegestufe III. Daraus ergibt sich, dass für den WB 3, insgesamt 7,33 Pflegekräfte eingestellt werden können. Im Beispiel des Seniorenheimes Sonnenschein sind auf WB 3 insgesamt 6,11 Pflegekräfte beschäftigt. Somit könnten theoretisch noch 1,22 Pfleger/innen für den WB 3 eingestellt werden. (s. Tab. 3)

Wohnbereich 3 (Etage 3 und 4 bilden einen Wohnbereich)

Seniorenheim Sonnenschein **WB 3**		Personalschlüssel (Vollzeitkräfte)		
Bewohnerzahl	Pflege-stufe	Personal-schlüssel	Personal Soll	Personal bereinigt
1	0	8	0,13	0,10
16	I	4	4,00	3,33
8	II	2,5	3,20	2,67
0	III	1,8	0,00	0,00
25		Summe	7,33	6,11

Tab. 3 Seniorenheim Sonnenschein, Wohnbereich 3 / Quelle: Daten aus dem Praktikumsbetrieb (Tab. selbst erstellt)

Im gesamten Seniorenheim Sonnenschein können unter der Berücksichtigung der exakten Einhaltung des Pflegepersonalschlüssels insgesamt 26,40 Pflegekräfte beschäftigt werden. Zurzeit beträgt der Pflegepersonalbestand 27,33 Vollzeitkräfte. Somit besteht ein Pflegepersonalüberschuss von 0,93 Vollzeitkräften. Im Seniorenheim Sonnenschein sind 22,01 volle Stellen für die Tagschichten und 4,32 volle Stellen für die Nachtwachen vergeben. Die Pflegedienstleitung besetzt eine volle Stelle und der soziale Dienst besteht derzeit aus 1,78 vollen Stellen. Von den insgesamt 27,33 Pflegekräften sind 14 Personen Fachkräfte und 13,33 Personen Hilfskräfte. Somit beträgt die Fachkraftquote 51,24% und die Hilfskraftquote 48,76%. Der Gesetzgeber verlangt, dass die Fachkraftquote mind. 50% betragen muss. Von den insgesamt 79 Bewohner/innen benötigen im Seniorenwohnheim Sonnenschein 51 Personen erheblichen allgemeinen Betreuungsbedarf nach § 87b SGB XI. Das bedeutet, dass der Betreuungssollwert aus 2,04 Sozialbetreuern/innen bestehen sollte. Zurzeit decken 1,78 Sozialdienstbetreuer/innen diese Quote ab. (s. Tab. 4)

Seniorenheim Sonnenschein gesamt

Seniorenwohnheim Sonnenschein		Soll	Vollzeitstellen	Bereinigte Vollzeitstelle
Bewohner insges.	79		Fachkräfte	14,00
Personal Soll	**26,41**		Hilfskräfte	13,33
Personal bereinigt	22,01	83,37	Summen	27,33
			% Quote Fachkraft	51,24
Personal Ist	**27,33**	1,83	Sozialdienst	1,78
SGB XI §87b	51	2,04	SGB XI § 87b	7,63
Personal bereinigt: Ohne PDL-und Nachtwachen Anteile PDL = 1 Vollzeitstelle, Nachtwachen = 4,32 Vollzeitstellen				4,39 Vollzeit-Kraft

Tab. 4 Seniorenheim Sonnenschein gesamt / Quelle: Daten aus dem Praktikumsbetrieb (Tab. selbst erstellt)

Dieses Beispiel lässt erkennen, dass der Pflegepersonalschlüssels knapp berechnet ist. Um während der Pflegeleistungen die Pflegequalitätsstandards zu sichern, schreibt der Gesetzgeber für jede Einrichtung die Verhandlung von individuellen Leistungsqualitätsvereinbarungen vor.[30]

4 Empirische Ermittlung der Mitarbeitergesundheit

Der Mitarbeiter-Gesundheitsfragebogen richtete sich ausschließlich an die Pflegekräfte aus Seniorenheimen in NRW. Mit Hilfe dieser Fragebögen wurde ermittelt, wie Pflegekräfte ihren Gesundheitszustand selber wahrnehmen, wie stark sie sich durch ihre täglichen Arbeitsplatzbedingungen belastet fühlen und über welche gesundheitlichen Beschwerden sie zurzeit klagen. Zusätzlich beobachtete die Verfasserin die Pflegekräfte während ihrer Pflegearbeit, um zu erkennen, ob die in den Fragebögen angegebenen psychischen, physischen und sozialen Gesundheitsbeschwerden durch die Arbeitsplatzbedingungen und durch die Arbeitsweise der Pflegekräfte verursacht werden könnten. Anschließend reflektiert die Verfasserin die Befragung und Beobachtung und schildert mögliche Zusammenhänge. Sie prognostiziert, wie sich zukünftig die Pflegepersonalsituation entwickeln kann, wenn die Arbeitsplatzbedingungen unverändert bleiben. Der Fragebogen besteht aus Ratingskalen, Eingruppierungs-, Offenen-, und Ja/Nein-Fragen.

4.1 Ergebnis der Mitarbeiterbefragung

Zur Feststellung des Gesundheitszustandes der Pflegekräfte in Seniorenheimen aus NRW wurden insgesamt 470 Fragebögen versendet. Wie sich später herausstellte, erreichten 200 der Fragebögen ihren Zielort nicht. Von der dadurch möglichen Rückgangsquote von 270 Fragebögen kamen 72 Fragebögen aus sechs von acht anvisierten Seniorenheimen zur Auswertung zurück. Die Befragung fand im Zeitraum vom 01. November bis zum 06. Dezember 2011 statt und wurde um 2 Monate verlängert.

Abgesehen von den zwei Fragebögen (3%), die ohne Geschlechtsangabe zurückgegeben wurden, waren 75% der Befragten Frauen und 22% der Befragen Männer. Zum Zeitpunkt der Befragung waren diese älter als 20 Lebensjahre und jünger als 70 Lebensjahre. 37% der Befragten waren unter 30 Lebensjahren, 14% waren zwischen 30 und 39 Lebensjahren, 31% waren zwischen 40 und 49

[30] Vgl. Wiese, U. E. (2009): S. 70-71,150.

Lebensjahren, 10% waren zwischen 50 und 59 Lebensjahren, 4% waren zwischen 60 und 69 Lebensjahren und 4% der Befragten gaben ihr Alter nicht an.

Die Mitarbeiter/innen führten eine Belastungsanalyse durch und schätzten auf einer Skala von „nicht oder kaum belastend“ über „belastend aber noch nicht überfordernd“, bis hin zu „stark belastend oder überfordernd“ ein, wie sehr die einzelnen Arbeitsanforderungen sie täglich belasten.

Das Erbringen der ständigen Aufmerksamkeit am Arbeitsplatz ist für 7% der Mitarbeiter/innen „stark belastend oder überfordernd“. Dem hingegen stuften 35% diesen Faktor als “belastend aber noch nicht überfordernd“ ein und 58% fühlten sich durch das Erbringen der ständigen Aufmerksamkeit „nicht oder kaum“ belastet.

Wenn am Arbeitsplatz Schnelligkeit gefordert wird, sind 10% des Pflegepersonals „stark belastet oder überfordert“, 55% fühlen sich dann „belastet aber noch nicht überfordert“ und 35% des Pflegepersonals macht das schnelle Arbeiten „nichts oder kaum“ etwas aus.

Die Bewältigung von großen Arbeitsmengen ist für 25% der Pflegekräfte „stark belastend oder überfordernd“, 47% der Pflegekräfte fühlten sich durch große Arbeitsmengen „belastet aber nicht überfordert“ und für 28% der Pflegekräfte sind große Arbeitsmengen „gar nicht oder kaum belastend“.

Eine hohe Fehlermöglichkeit sehen 7% der befragten Pflegepersonen als „sehr belastend oder überfordernd“ an, 40% der Pflegepersonen werteten die Möglichkeit der hohen Fehlerquote als „belastend aber noch nicht überfordernd“ und 53% der Pflegepersonen fühlten sich durch die hohe Fehlermöglichkeit „nicht oder kaum belastet“.

Die Unterbrechung von angefangenen Arbeiten empfinden 21% der Pfleger/innen als „stark belastend oder überfordernd“, 49% der Pfleger/innen empfinden die Arbeitsunterbrechung als „belastend aber noch nicht überfordernd“, und 30% der Pfleger/innen fühlen sich durch die Unterbrechung von Arbeiten „nicht oder kaum belastet“.

Wenn die Räume schlecht belüftet sind, ist dies für 17% der Befragten „stark belastend“, für 29% der Befragten sind schlecht belüftete Räume „belastend aber noch nicht überlastend“ und für 54% der Befragten ist schlechte Raumluft „nicht oder kaum belastend.“ (s. Abb. 1)

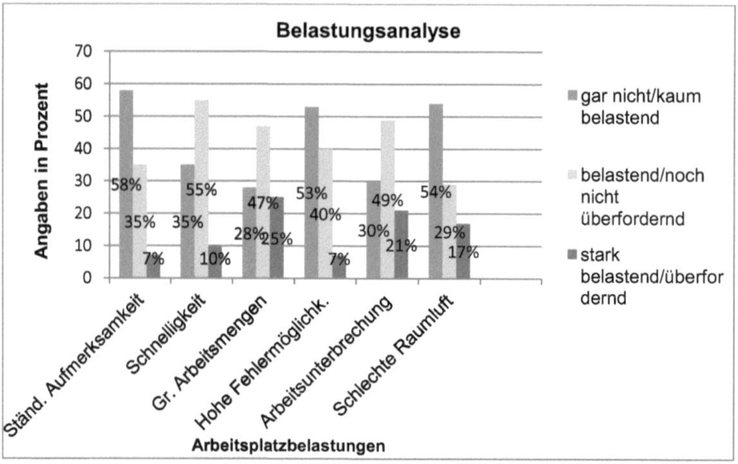

Abb. 1 Belastungsanalyse der Arbeitsplatzbedingungen der letzten zwölf Monate (Abb. selbst erstellt)

Die Pflegenden schätzten ihre Arbeitsstressbelastung auf einer Skala von „kaum Stress“ über „mittelmäßig hohe Stressmenge, die aber nicht überfordert“ bis hin zu „zu viel Stress, der überfordert“ ein. 12% gaben an, während ihrer Pflegearbeit „zu viel Stress, der überfordert“ zu haben, 74% empfanden während ihrer Arbeit eine „mittelmäßig hohe Stressmenge, die jedoch nicht überfordert“, 11% empfanden „kaum Stress“ und 3% blieben ohne Angabe. (s. Abb. 2)

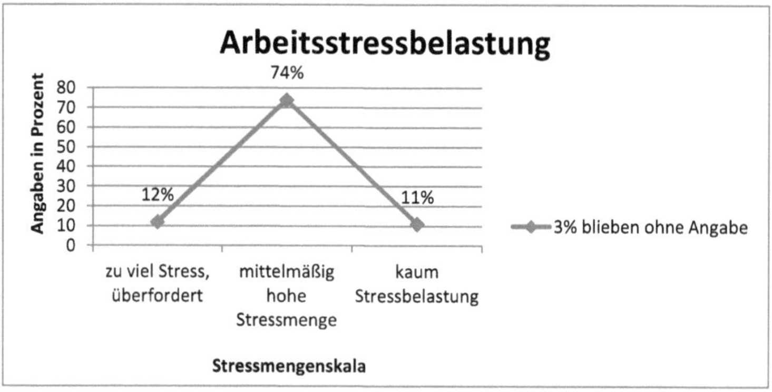

Abb. 2 Arbeitsstressbelastung in den letzten zwölf Monaten (Abb. selbst erstellt)

Das Angebot, an einem Stressbewältigungsseminar teilzunehmen, würden 49% der Befragten annehmen, 44% würden dieses Angebot ablehnen und 7% der Befragten antworteten nicht auf die Frage, ob sie an einem Stressbewältigungsseminar teilnehmen würden. (s. Abb. 3)

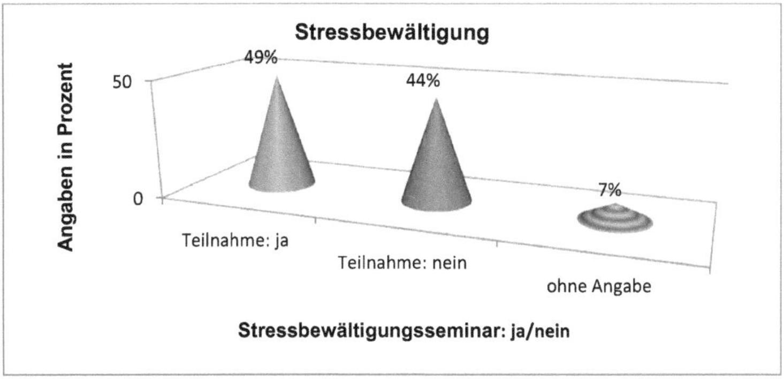

Abb. 3 Teilnahme am Stressbewältigungsseminar ja/nein (Abb. selbst erstellt)

Viele Pflegekräfte klagen über Beschwerden des Stütz- und Bewegungsapparates. In den letzten zwölf Monaten schmerzten die folgenden Körperteile der Pflegekräfte öfter oder stark. 28% der Pflegekräfte hatten Rückenschmerzen, 24% klagten über Schmerzen im Schulterbereich, 12% schmerzten die Füße/Fußgelenke, 11% hatten Knieschmerzen, 7% hatten Schmerzen in der Hüfte, 7% schmerzten die Hände/Handgelenke, 2% hatten Schmerzen in den Ellbogen und 9% enthielten sich der Angabe. (s. Abb. 4)

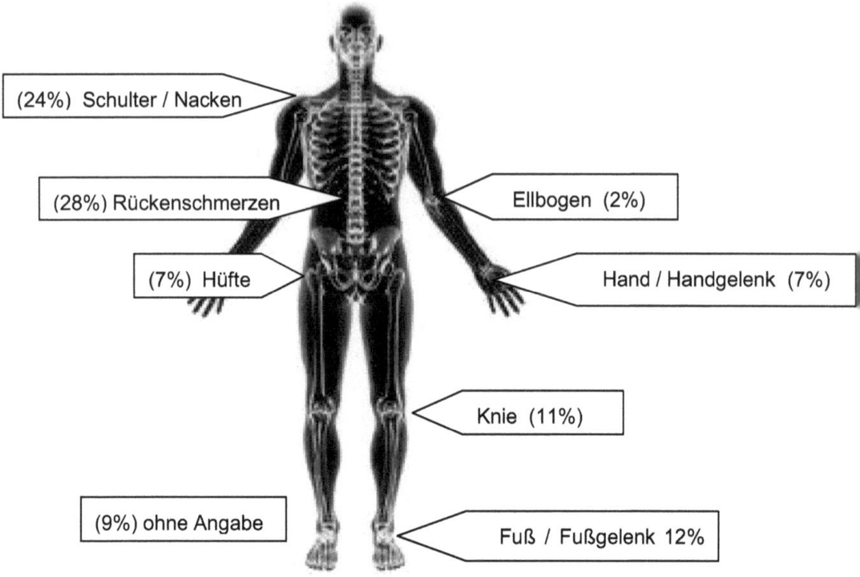

Abb. 4 Beschwerden des Stütz- und Bewegungsapparates der letzten zwölf Monate (Bild aus „ Google Körper Bild", eigenständig ergänzt[31]

Das Pflegepersonal offenbarte, welche Gesundheitsbeschwerden in den letzten zwölf Monaten öfter oder stark aufgetreten sind. Wenn mehrfache Beschwerden auftraten waren auch Mehrfachangaben erlaubt. 21% des Pflegepersonals waren mit Kopfschmerzen belastet, 19% der Pflegekräfte fühlte sich erschöpft und abgespannt, 15% hatten Schlafstörungen, 14% klagten über Nervosität (innere Unruhe und Anspannung), 8% litten unter Kreislaufstörungen (Schwindelgefühl), 7% gaben Magen-Darmbeschwerden an, 5% litten unter Hörstörungen (Rauschen/Pfeifen), 4% klagten über Hautausschläge und 7% gaben über die gesundheitlichen Beschwerden keine Auskunft. (s. Abb. 5)

[31] Vgl. Bild aus Google. (2012), Web.

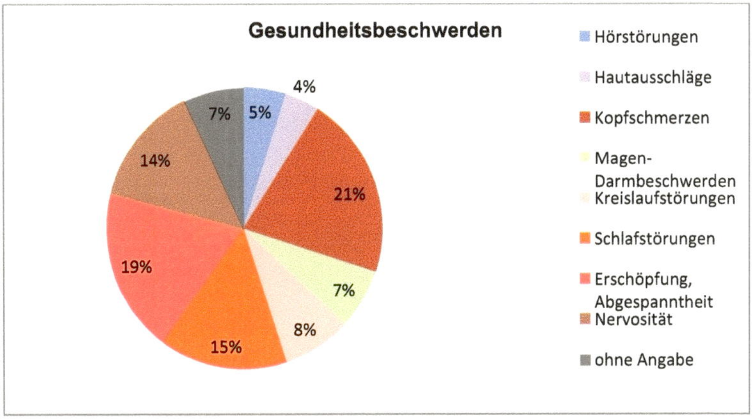

Abb. 5 Gesundheitsbeschwerden der letzten zwölf Monate (Abb. selbst erstellt)

Des Weiteren gaben die Pflegekräfte an, wie oft sie in den letzten zwölf Monaten wegen Arbeitsunfähigkeit ausfielen. 57% fielen 1-2 mal wegen Arbeitsunfähigkeit aus, 8% fielen 3-4 mal, 2% fielen 5-10 mal, 1% fiel mehr als 10 mal aus, und 32% gaben gar nichts an. (s. Abb. 6)

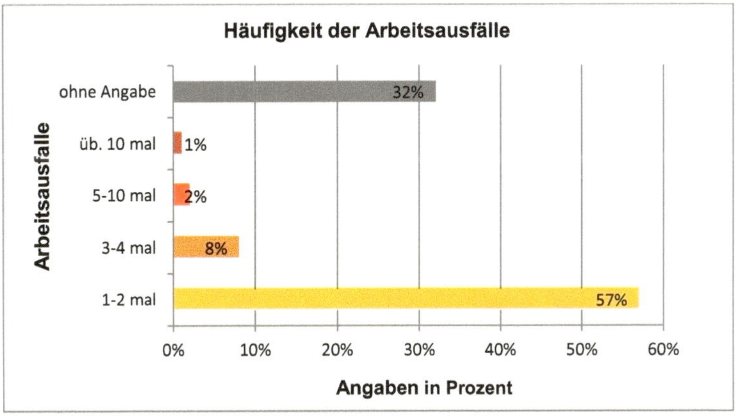

Abb. 6 Häufigkeit der Arbeitsausfälle in den letzten 12 Monaten (Abb. selbst erstellt)

Es wurde erfragt, wie viele Überstunden die Pflegekräfte durchschnittlich in einer Woche leisten. 43% leisten wöchentlich 1-2 Überstunden und 20% arbeiten in einer Woche durchschnittlich 3-4 Stunden mehr, als sie es laut ihres Dienstplanes sollten. 14% vollbringen 5-10 Überstunden pro Woche, 1% gab an, jede Woche mehr als 10 Überstunden zu verrichten und 22% enthielten sich dieser Angabe. (s. Abb. 7)

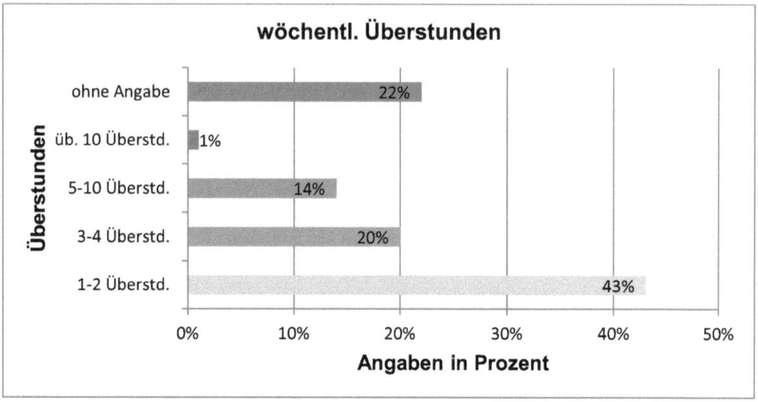

Abb. 7 Wöchentliche Überstunden (Abb. selbst erstellt)

Unter guten Arbeitsbedingungen und in einem guten Gesundheitszustand würden 76% der Pflegekräfte gerne bis zu ihrem regulären Rentenalter im Pflegeberuf tätig sein. 20% der befragten Pflegekräfte wollen ihren Pflegeberuf nicht bis zum Zeitpunkt ihrer Rente ausüben und 4% der Befragten enthielten sich der Angabe.

Die Pflegekräfte formulierten frei, was sich ihrer Meinung nach ändern müsste, um den Pflegeberuf bis zum Erreichen des Rentenalters ausüben zu wollen und zu können. 16% wünschten sich, dass mehr Pflegepersonal eingestellt wird, 6% forderten bessere Arbeitsplatz- und Rahmenbedingungen, 5% hätten gerne mehr Zeit für die Pflege und Betreuung der Bewohner/innen. 5% vermissten eine gute Zusammenarbeit und Kommunikationsbasis untereinander sowie auch zwischen den einzelnen Abteilungen (z.B. zwischen der Verwaltung und der Pflege oder zwischen der Pflege und dem Sozialdienst). Unter dem Wunsch der guten Kommunikation wurde auch angegeben, die Kommunikation zu überbetrieblichen Leistungserbringern zu verbessern und zu fördern (z.B. zu Lieferanten, Fahrdiensten, Arztpraxen, Krankenhäusern). Weiterhin wünschten sich 5% der Befragten mehr Qualifikation und besser ausgebildete Kollegen/innen. 4% wünschen sich für ihre Arbeit eine bessere Bezahlung und 3% der Befragten möchten, dass ihre Arbeitsplatzumgebung gesundheitsgerechter und arbeitserleichternder eingerichtet wird. Ein geringer Anteil der Befragen (2%) würde für ihre Pflegearbeit gerne mehr Wertschätzung und Anerkennung erhalten und wünscht sich, dass das Berufsbild der Pflegearbeit in der Öffentlichkeit positiver präsentiert wird. Ein noch geringerer Anteil (1%) verlangt bessere Arbeitsabläufe und 53% der Befragten enthielten sich jeglicher Angaben.

(s. Abb. 8)

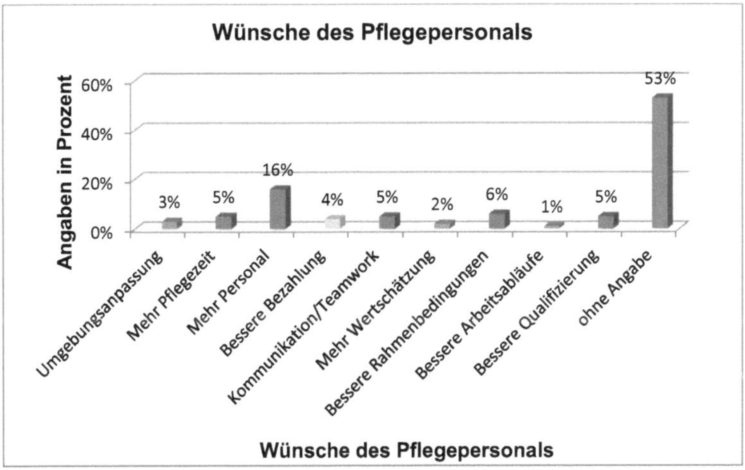

Abb. 8 Wünsche des Pflegepersonals (Abb. selbst erstellt)

4.2 Ergebnis der Mitarbeiterbeobachtung

Die Verfasserin dieser Arbeit beobachtete Sequenzen der Pflegearbeit. Sie begleitete an sieben Tagen je eine Pflegekraft während deren gesamten Schicht. Zudem beobachtete sie die Arbeit verschiedener Pflegekräfte in einem Zeitraum von drei Monaten durchschnittlich drei Stunden pro Woche. Dabei wurden die Tageszeiten von ihr bewusst variiert.

Während der Beobachtung fiel auf, dass sich die Mitarbeiter/innen unter Zeitdruck gesetzt fühlten. Um dem Zeitdruck zu entkommen, wurden die Körperkräfte teilweise ruinös eingesetzt. (z.B. beim Aufrichten eines Bewohners durch das Heben). Jedoch wurde nicht ausschließlich der Zeitdruck als die Ursache der körperlichen Fehlbelastung der Pflegekräfte erkannt, sondern auch das mangelnde Wissen über die Gesundheitsrisiken. Diese Erkenntnisse wurden während den Gesprächen deutlich, welche die Verfasserin mit den Mitarbeiter/innen über deren Arbeitsweise führte. Die Frage an die Pflegekräfte, wieso sie auf diese Weise Arbeiten, wurde mehrfach mit der Begründung des gefühlten Zeitdrucks beantwortet. Dies könnte die Erklärung dafür sein, dass die zusätzlichen Bedürfnisse des/der Bewohners/in, oder ein spezieller Wunsch eines Angehörigen für die pflegebedürftige Person, als Stressfaktoren wahrgenommen wurden. Die Kommunikationsfähigkeit in solchen Situationen war adäquat, jedoch bemerkten die Angehörigen den Stress der Mitarbeiter. Aussagen, wie: *„Vielen Dank für ihre Hilfe, ich weiß ja, dass Sie hier viel Stress haben",*[32] gaben dies zu erkennen. Des Weiteren fiel auf, dass der Informationsaustausch unter den Kollegen/innen und zwischen den einzelnen Abteilungen verbessert werden könnte, um Stresssituationen vorzubeugen (z.B. sollten alle Bescheid wissen, wenn ein neuer Bewohner einzieht). Es kam vor, dass die Begleitung für eine Bewohnerin zu einem schon lange bestehenden Arzttermin fehlte und kurzfristig organisiert werden musste. Wenn für ein/e Bewohner/in ein akuter Arzttermin notwendig wurde, so wurde dieser von der Pflegekraft organisiert. Wenn die Pflegekraft während ihrer Pflegezeit einen Arzttermin organisieren muss, kann es zu einer Verzögerung des Dienstplanes kommen und es kann vorkommen, dass die Pflegekraft gedanklich auch während ihrer restlichen Schicht noch bei dem organisierten Arzttermin ist. An dieser Stelle erkannte die Verfasserin im Seniorenheim Sonnenschein eine Problematik, die zwischen den Mitarbeitern/innen der verschiedenen Bereiche oftmals zu Konflikten führt. Die Pflegekräfte würden die Organisation eines Arzttermins aus Zeitgründen gerne an die Mitarbeiterinnen des Sozialdienstes delegieren. Die Sozialdienstmitarbeiterinnen hingegen fühlen sich für die Vereinbarung eines Arzttermins nicht verantwortlich. Ihrer Meinung nach verfügen sie nicht über die Fachkompetenz einer Pflegekraft und können dementsprechend weniger fachgerecht den genauen Krankheitsverlauf des/der Bewohners/in schildern. Außerdem können sie ihrer Auffassung nach kaum die eventuell notwendigen Informationen über die in vielen Fällen benötigten Medikamente an die medizinische Fachangestellte des Arztes oder an den Arzt persönlich vermitteln. Die Führungskräfte des Seniorenheimes Sonnenschein können aus wirtschaftlichen Gründen keine zusätzliche Pflegekraft einstellen, die solche Ereignisse organisiert.

---

[32] Angehörige, (2012).

4.2.1 Reflexion der Befragung und Beobachtung

Wenn die in der Umfrage am häufigsten angegebenen Beschwerden, mit den vom Pflegepersonal als überfordernd eingestuften Arbeitsplatzbelastungen, mit der Arbeitsweise der Pflegekräfte und mit den vom Personal am intensivsten gewünschten Komponenten verglichen werden, kann eine Beziehung zwischen den Belastungen am Arbeitsplatz und deren Auswirkungen auf die Gesundheit erkannt werden. Am häufigsten traten Rücken-, Schulter-, Nacken-, Kopfschmerzen und Erschöpfungszustände auf. Die Pflegekräfte gaben an, sich am häufigsten durch große Arbeitsmengen und die Unterbrechung von angefangenen Arbeiten überfordert zu fühlen. Die Mitarbeiterbeobachtung zeigte, dass die Arbeitsweise der Pflegekräfte nicht immer gesundheitsschonend war und die häufigsten Wünsche waren, mehr Personal, bessere Arbeitsplatz- und Rahmenbedingungen, mehr Pflege- und Betreuungszeit für die Bewohner/innen, eine bessere Kommunikation und Zusammenarbeit, und eine bessere Qualifizierung.

Daraus erschließt sich, dass der Zusammenhang zwischen den Arbeitsbelastungen, der Arbeitsweise und den Gesundheitsbeschwerden der Pflegekräfte darin bestehen könnte, dass die stetige Bewältigung von großen Arbeitsmengen und die häufige Unterbrechung von angefangenen Arbeiten die Pflegekräfte hochgradig stressen und überfordern. Hält dieser Zustand länger an, leitet der Körper die Überbelastung u.a. in Rücken-, Schulter-, Nacken-, Kopfschmerzen oder in einen Zustand der Erschöpfung um. So wird der Wunsch nach einer Arbeitsunterstützung durch mehr Personal geweckt. Die vom Gesetzgeber festgeschriebenen Vorgaben lassen jedoch nur eine bestimmte Anzahl an Pflegepersonen zu. (s. Kapitel 3) Dementsprechend entsteht der Wunsch zur Änderung der gesetzlichen Rahmenbedingungen. Aus der Angst heraus, mit der großen Arbeitsmenge nicht rechtzeitig fertig zu werden und Überstunden leisten zu müssen, die oftmals schlecht mit dem Privatleben zu vereinen sind, entsteht Zeitdruck. Das daraus folgende Ziel, die Pflegeaufgaben schnellstmöglich zu erledigen setzt gleichzeitig die kommunikative Tätigkeit herab. Dies äußert sich durch hektische Bewegungen und der Minderung der Pflegequalität. Nun stellt sich die Frage, wie die „Kollegen/innen" auf einer herabgesetzten Kommunikationsebene, qualifiziert und miteinander arbeiten, sich gegenseitig motivieren und unterstützen können.

4.2.2 Zukunftsprognose und Kritik

Wie das Ergebnis der empirischen Untersuchung des Mitarbeitergesundheitszustandes darlegt, könnten gleichbleibende Arbeitsplatzbedingungen bedeuten, dass zukünftig viele Mitarbeiter/innen aus Gesundheitsgründen nicht bis zu ihrem Rentenalter in ihrem Pflegeberuf tätig sein werden. Dieses Image könnte dafür sorgen, dass immer weniger Menschen den Pflegeberuf ergreifen wollen. Die Frage lautet dann, wer die immer mehr werdenden pflegebedürftigen Personen in Deutschland zukünftig pflegen wird. Viele Pflegekräfte klagen gegenwärtig selbst schon über Gesundheitsprobleme. Hinzu kommt, dass die erwerbstätigen Pflegekräfte allmählich älter werden. Hier ist die Eventualität gegeben, dass die ältere Belegschaft ihre Arbeit weniger vital vollrichten kann. Wenn in der Ausbildung, in Schulungen und in Weiterbildungen angeboten würde, die Mitarbeiter/innen daraufhin zu schulen, dass sie ihren Pflegealltag gesund und motiviert meistern können, wäre es möglich, die Gesundheitsrisiken und die schon bestehenden Gesundheitsleiden zu reduzieren. Das Anbieten der Betrieblichen Gesundheitsförderung in den Seniorenheimen könnte dazu führen, dass die Mitarbeiter gesünder, zufriedener und motivierter arbeiten. Die Implementierung einer Lernstruktur, welche die entscheidenden Gesundheitsthemen aufgreift und das Gesundheitsverhalten der Mitarbeiter schult, kann einen eigenen Teilbereich der BGF bilden. In diesem Bereich befindet sich auch das Potenzial, die Mitarbeiter/innen zu einer körperschonenden Arbeitsweise zu motivieren.

Die Kritik gilt vor allem den Ausbildungs-, Fort- und Weiterbildungsqualitäten in Hinblick auf die Information, Schulung und die Motivation der Mitarbeiter auf ein gesundheitsförderliches- und schonendes Verhalten. Wenn die Pflegekräfte nicht lernen, schwierige Situationen zu bewältigen, adäquat zu kommunizieren, mit Stress und den Wünschen der Bewohner/innen und der Angehörigen richtig Umzugehen, sowie ihre Arbeits- und Bewegungsabläufe gesundheitsfördernd und körperschonend einzusetzen, kann es ihnen kaum gelingen, dauerhaft gesund und zufrieden in ihrem Pflegeberuf zu arbeiten.

4.3 Betriebliche Gesundheitsförderung als Lösungsweg

Die Umsetzung der neuen Pflegereform verläuft sehr schleppend und löst nicht das Problem des Pflegekräftemangels.[33]

Bis die Politik und der Gesetzgeber für die Pflegedienstleister weitere Förderungsmaßnahmen für den Erhalt und den Zugewinn von Pflegekräften umsetzen, können die Entscheidungsträger der Seniorenheime in eigener Regie sehr viel für die Gesundheit ihrer Mitarbeiter und für den Erfolg ihrer Einrichtung tun. Die Integration der Betrieblichen Gesundheitsförderung kann die Mitarbeiter/innen zu einer gesünderen Arbeitsweise und zur vermehrten Förderung der Gesundheit aktivieren. Die gesünderen Mitarbeiter/innen sind zufriedener, motivierter und leistungsfähiger, sie fallen nicht so oft wegen Krankheit aus und reduzieren die Betriebskosten für die Arbeitsausfälle. Durch die stetige Gesundheitsförderung werden die Gesundheitsressourcen der Mitarbeiter/innen aufgebaut, die der Entstehung von Krankheiten vorbeugen.[34] Wichtig ist, dass die richtigen Gesundheitsförderungsmaßnahmen sehr genau ausgewählt und fest in die Struktur des Seniorenheimes verwoben werden. Um erfolgreich die Mitarbeitergesundheit zu fördern, sollten die Führungskräfte fest hinter der BGF stehen und ihre gesamte Belegschaft dazu motivieren, die BGF wahrzunehmen und zu kultivieren. Bedeutend ist, dass alle verstehen, worin ihr persönlicher Vorteil der BGF liegt und das alle die BGF wollen.[35]

5 Ansätze und Vorschläge zur Entstehung des Betrieblichen Gesundheitsmanagements

Laut Badura, Ritter und Scherf meint der Begriff, Betriebliches Gesundheitsmanagement, *„die Entwicklung integrierter betrieblicher Strukturen und Prozesse, die die gesundheitsförderliche Gestaltung von Arbeit, Organisation und dem Verhalten am Arbeitsplatz zum Ziel haben und den Beschäftigten wie dem Unternehmen gleichermaßen zugutekommen.“* [32] Anders ausgedrückt, so ein BGF-Experte aus dem AOK-System, bedeutet Betriebliches Gesundheitsmanagement, *„eine Plattform zu schaffen, die es ermöglicht, sich allen auftauchenden Belastungen zu widmen, sofort oder zu einem späteren Zeitpunkt,*

---

[33] Vgl. Graalmann, J. (2012), Web.

[34] Vgl. Badura, B. (1999a), S. 34.

[35] Vgl. Badura, B. (1999b), S. 38.

die die Implementierung von gesundheitsförderlichen Strukturen erlaubt."[36] Die Entstehung des Betrieblichen Gesundheitsmanagements setzt eine enge Zusammenwirkung aller beteiligten Akteure voraus, ohne die es unmöglich bestehen und wirken kann.[37] Der Erreichung ganzheitlicher Gesundheitsziele geht voraus, dass die externen und die internen Experten ihr Wissen miteinander verknüpfen und es kontrolliert und vertrauensvoll einsetzen.[38] Der BGF-Experte des AOK-Systems ist davon überzeugt, dass zuerst einmal eine gesunde Vertrauensbasis zwischen allen Beteiligten geschaffen werden muss, um das BGM erfolgreich umsetzen zu können.[39] Um konkret zu erkennen, welche Arbeitsbelastungen gesundheitsrelevant sind, sollte eine Bedarfsanalyse vorausgehen, die aufgrund des schnellen Wandels, regelmäßig wiederholt und deren Effizienz immer wieder kontrolliert werden muss.[40] Zur Entstehung eines erfolgreichen BGM wählte die Verfasserin zunächst die Gesundheitsförderungsmaßnahmen aus, die laut der Ergebnisse des Gesundheits-Fragebogens, als am notwendigsten und sinnvollsten erschienen. Sofern sich diese Maßnahmen bewähren, sollten sie in die Struktur der Einrichtung integriert werden.

5.1 Stressbewältigung und Vorbeugung

Wie aus der Befragung hervorging, stuften 12% der Pflegekräfte ihre tägliche Arbeitsstressbelastung als zu hoch ein. Annähernd die Hälfte der Befragten (49%) würde gerne an einem Stressbewältigungsseminar teilnehmen. Wenn die Mitarbeiter/innen dazu befähigt würden, mit ihrem Arbeitsstress besser umzugehen und sich durch ihre täglichen Arbeitsaufgaben eher aktiviert statt überfordert fühlen würden, wäre es möglich, dass die Höhe der individuell empfundenen Stressintensität, bei gleicher Arbeitsanforderung, abnimmt. Eine Idee, die Kosten einsparen und zugleich die Kommunikation und das Miteinander der Pflegekräfte fördern würde ist, dass nur eine kleine Gruppe der Belegschaft ein Stressbewältigungsseminar besucht, welche sich jedoch vorab dazu bereit erklärt, dem Pflegeteam die Lernerfolge zu präsentieren und so gut wie möglich zu vermitteln (hierfür wären besonders Mitarbeiter mit guten rhetorischen Fähigkeiten geeignet). Dieser Einsatz könnte auch das Selbstwertgefühl und die

---

[36] BGF-Experte. (2012a) Tel.
[37] Vgl. Badura, B. (1999c), S. 19-20.
[38] Vgl. Badura, B. (1999d) S. 21-22.
[39] Vgl. BGF-Experte. (2012b) Tel.
[40] Vgl. Badura B. (1999e), S. 16-17.

Anerkennung steigern und gewährleisten, dass die Mitarbeiter/innen das Seminar ernst nehmen und ihm aufmerksam folgen würden. Diese Form des „Voneinander"-Lernens kann nur gelingen, wenn die gesamte Belegschaft sie akzeptiert und wenn die Führungsebene sie wünscht, ermöglicht und alle notwendigen Mittel dazu bereitstellt. Wenn dieses Motivationskonzept in die Struktur des Seniorenheimes mit eingebunden würde (z.B. in Form eines Lernzirkels), könnte es auch für andere Bereiche potentiell genutzt werden. Durch die Anwendung dieses internen Qualifikationssystems könnte den zu hohen Stressfaktoren entgegengewirkt werden. Wichtig ist immer, dass eine Bedarfsanalyse der Einführung von Maßnahmen vorausgeht, und dass die Mitarbeiter/innen der einzelnen Bereiche partizipiert werden. Die Einbeziehung der Mitarbeiter/innen sollte auch für betriebliche Schwierigkeiten und Probleme gelten. Die Mitarbeiter/innen, die sich während ihrer Arbeitszeit voll und ganz in ihre Arbeit einbringen können und für ihr Engagement wertgeschätzt werden, können sich eher mit ihrer Arbeit und mit ihrem Arbeitsplatz identifizieren, so dass ihr Selbstwertgefühl gestärkt wird und sie sich mit ihren Aufgaben im Betrieb/Seniorenheim wohl fühlen.

5.2 Bewegung und Prävention

Die regelmäßige körperliche Bewegung wird neben der gesunden Ernährung als eine der wichtigsten Gesundheitsressource beschrieben, sofern diese richtig dosiert und individuell angemessen erfolgt.[41] In der Befragung gaben 91% der Pflegekräfte an, in den vergangenen zwölf Monaten unter verschiedenen Schmerzen des Stütz- und Bewegungsapparates gelitten zu haben. Bei insgesamt 52% der Befragten, tauchten diese Schmerzen im Rücken-, Nacken,- und Schulterbereich auf. (s. Abb. 4) Wenn die Regenerationszeit zwischen den sich oft gleichförmig wiederholenden Körperbelastungen zu kurz ist, können diese Leiden hervorgerufen werden. In solchen Fällen ist es generell zunächst ratsam, den Arbeitsplatz daraufhin zu überprüfen, ob er ergonomisch gestaltet ist. Die Arbeit sollte möglichst in allen Bereichen an den Menschen angepasst werden (z.B. durch die Ausstattung mit Hilfsmitteln, wie Hebematten oder Haltegürtel). Die Mitarbeiter/innen können durch ihr eigenes Verhalten und durch ihren Lebensstil sehr viel für ihr Wohlergehen tun. Die Förderung der körperlichen Fitness sowie der gezielte Aufbau der Skelettmuskulatur und das Erlernen von

---

[41] Vgl. Ostermann, D. (2010), S.139-140.

gesundheitsschonenden Arbeitsweisen bilden eine sehr gute Präventionsmaßnahme.[42] Das Ziel, die Mitarbeiter zu solchen Verhaltensweisen anzuregen, könnte durch eine Mitarbeitergesundheitsberatung (auch über das richtige Verhalten während der Nachtschicht), die Kooperation mit Fitnesskursleitern/innen, die Zusammenarbeit mit den Krankenkassen und mit ausgebildeten Bewegungstrainern/innen sowie auch durch den Aufbau von Arbeitssportgruppen erreicht werden. Eine andere Möglichkeit, die mancher möglicherweise als „naiv" bezeichnen würde und die sich in nächster Zukunft schwer umsetzen lässt, wäre die Schaffung einer Weiterbildungsmaßnahme, die genau darauf abgestimmt ist, dass die schon erfahrenen Kräfte lernen, die anderen Pflegekräfte zum gesunden Verhalten zu motivieren (z.B. durch die Anleitung zum rückenschonenden Heben oder der korrekten Anwendung der Kinästhetik). Hierzu müssten zuständige Personen aus der Politik und der Gesetzgebung Stellung beziehen. Ein Blick in die Ergebnisse der Umfrage zeigt, dass sich 5% der Pflegekräfte eine bessere Qualifikation wünschen.

5.2.1 Die Neue Rückenschule

Während sich die klassische Form der Rückenschule auf das falsche Haltungs- und Bewegungsmuster konzentrierte, gibt es in der Neuen Rückenschule kein falsches Haltungs- und Bewegungsmuster mehr. Vielmehr liegt der heutige Fokus auf das individuelle Bewegungsverhalten. Die Verhaltens- und Verhältnisprävention sowie der häufige Haltungswechsel sind wichtige Elemente für die Prävention von Rückenschmerzen. In einem Kurs der Neuen Rückenschule stehen die Eigenverantwortlichkeit und die Selbstwirksamkeit im Vordergrund. Die Schulung vermittelt, wie die eigene Rückengesundheit unterstützt und erhalten werden kann, wie besser mit den Rückenschmerzen umgegangen werden kann und wie sie eigenständig zu bekämpfen sind. Das „multimodale Programm" ermöglicht es, die Trainingseinheiten genau auf die individuellen Bedürfnisse des Einzelnen abzustimmen und anzupassen.[43]

---

[42] Vgl. Gutzwiller, F. (2007), S. 402, 403, 272.

[43] Vgl. Flothow, A.-H.-D. (2011), S. 60-63.

5.2.2 Kinästhetik

Die Kinästhetik (übersetzt: Bewegungswahrnehmung) wird als ein Lernkonzept verstanden, in dem die bewusste Wahrnehmung der eigenen Bewegung geschult wird. Durch die Sensibilisierung des Menschen auf seine Bewegungsabläufe und deren Auswirkungen können die Körperbelastungen schneller erkannt und reduziert werden. Die Kinästhetik wird in vielen Wissensbereichen angewandt. In der speziell für die Pflege entwickelten Kinästhetik-Schulung lernt die Pflegekraft ihre eigenen Bewegungen körperschonend und gesundheitsfördernd an die jeweilige Pflegesituation anzupassen und auszuführen. Die kinästhetische Arbeitsweise steigert nicht nur die Gesundheit der Pflegekraft, sondern auch das Wohlbefinden des/der Bewohners/in. Die Pflegekraft leitet den/die Bewohner/in an und unterstützt ihn/sie dabei, die Bewegungen eigenständig durchzuführen. Dadurch werden das Körpergefühl und das Selbstwertgefühl gesteigert, denn der/die Bewohner/in merkt, dass er/sie zumindest teilweise noch in der Lage ist, eigenständig zu handeln. Diese Empfindung kann sich positiv auf die Gesundheit auswirken.[44]

5.3 Sozialkontaktpflege durch Work-Life Balance

Der Grundgedanke der Bezeichnung „Work-Life Balance" ist die Vereinbarkeit des Arbeits- und Privatlebens.[45]

Wie schon in Kapitel 2.3 beschrieben ist es schwierig, soziale Beziehungen zu pflegen, wenn die Arbeit im Konflikt mit den anderen Lebensbereichen steht. In den Seniorenheimen ist es unumgänglich, dass das Pflegepersonal 24 Stunden am Tag zur Verfügung steht. Um die Gesundheit der Pflegekräfte zu schonen, sollte die Schichtarbeit nach arbeitswissenschaftlichen Erkenntnissen so eingeplant werden, dass zwischen den einzelnen Diensten ausreichend lange Ruhephasen zur Regeneration des Körpers eingehalten werden (nach einer Nachtschicht sollten mind. 24 Std. Freizeit erfolgen). Zur ausreichenden Erholung wird empfohlen, ganze freie Wochenenden zu bevorzugen, statt, wie es zurzeit oft der Fall ist, einzelne freie Tage. Zusätzlich ist es ratsam, die gleiche Schichtart nur an zwei bis drei aufeinanderfolgenden Tagen zuzulassen und die Dienste so einzuteilen, dass sie vorwärts rotieren (Früh-Spät-Nacht). Des Weiteren wird darauf hingewiesen, dass Personen, die bei der Wahl ihrer Schichteinteilung mit

---

[44] Vgl. Assmussen, M. (2010), S. 3,4,7.
[45] Vgl. Esslinger, A. S. (2007), S. 1-2.

einbezogen werden, motivierter und zufriedener sind, und dass sie die selbst gewählten Schichttypen meist besser „vertragen".[46,47] In der Umfrage gaben 19% der Pflegekräfte an, sich in den vergangenen zwölf Monaten erschöpft und abgespannt gefühlt zu haben. Eine Veränderung der Personaleinteilung im Dienstplan könnte in manchen Fällen maßgebend dazu beitragen, dass die Mitarbeiter/innen sich künftig weniger erschöpft und abgespannt fühlen und genügend Kraft- und Zeitreserven erhalten, um ihre sozialen Kontakte zu pflegen, die wie es in Kapitel 2.3 beschrieben wurde, wichtige Gesundheitsressourcen sind.

6 Ausblick

Um die Mitarbeitergesundheit zu verbessern, könnten die zurzeit in den Regionen unterschiedlichen Ausbildungsrahmenpläne einheitlich, für alle Regionen geltend, an die neuen Anforderungen der gegenwärtigen Pflegearbeitssituation angepasst werden. Schon während der Ausbildung wäre es möglich, dem Pflegepersonal, in Form einer speziell dafür eingeräumten Unterrichtseinheit ein gesundheitsförderndes Verhalten anzutrainieren. Für die Erwerbstätigen und die Wiedereinsteiger in den Pflegeberuf könnte eine gezielte Fort- und/oder Weiterbildung die Mitarbeiter/innen dazu befähigen, mit den veränderten Arbeitsanforderungen besser zu Recht zu kommen. Denn die Anforderungen, die bewältigt werden können, motivieren und aktivieren und wirken sich positiv auf die Gesundheit aus. Wenn die Pflegekräfte lernen, ihren Pflegealltag gesund und motiviert zu bewältigen und dazu befähigt werden, das eigene Verhalten selbstständig und qualifiziert an die jeweilige Pflegesituation anzupassen und diese zu bewältigen, könnte sich auch der Wunsch nach mehr Pflegepersonal zurückentwickeln. Die Integration eines Gesundheitsmanagements setzt die Bereitschaft aller voraus, kontinuierlich zu lernen, und fördert somit gleichzeitig die geistige Gesundheit. Dies belegen mehrere Studien, die daraufhinweisen, dass die intellektuell stimulierende Aktivität der kognitiven Fähigkeiten, die geistige Gesundheit fördern und z.B. der Demenzerkrankung vorbeugen.[48] Die verschiedenen Bereiche der Gesundheitsförderung können in einem Betrieblichen Gesundheitsmanagement gemanagt werden. Wichtig ist, dass das BGM kein Alibi für die Erreichung der gesunden Arbeitsweise darstellt, sondern

---

[46] Vgl. Stiller-Harms, C. (2007), Web.

[47] Vgl. Beermann, B. (1999), S. 166.

[48] Vgl. o.V. pharmaDigest. (2011), Web.

dazu anleitet und motiviert, tatsächlich die Gesundheitsförderung wahrzunehmen. Das BGM kann nicht alle betrieblichen Probleme lösen, aber es kann zu gesunden, zufriedenen, leistungsfähigen und motivierten Mitarbeitern/innen beitragen und somit zugleich die Kosten für die Krankheitsausfälle reduzieren. Gesundheit kann erlernt und gelebt werden. Die Seniorenheime, die diesen Grundsatz leben, werden leichter Berufseinsteiger akquirieren und ihre Mitarbeiter/innen binden.

7 Zusammenfassung

Es wurde festgestellt, dass im Zuge des demografischen Wandels die Pflegebedürftigkeit und somit auch der Bedarf an Pflegekräften stetig ansteigen. Des Weiteren wurde ein kontinuierlich wachsendes Pflegepersonaldefizit deutlich. Die Verfasserin bezog sich in dieser Arbeit explizit auf die Seniorenheime in NRW und inspizierte die dortige Pflegearbeitsplatzsituation, um die Ursachen des Pflegepersonalmangels zu erkennen. Mit Hilfe eines Fragebogens und durch die Beobachtungen der Pflegekräfte während der Pflegearbeit untersuchte die Verfasserin die Mitarbeitergesundheit in insgesamt sechs Seniorenheimen. Diese Untersuchung ergab, dass die Pflegekräfte oft einen gewissen Zeitdruck spüren, und dass sie sich durch die hohen Ansprüche und die Belastungen im Pflegealltag überfordert fühlen. Die Arbeitsplatzbelastungen wirken sich häufig negativ auf die Gesundheit der Pflegekräfte aus und führen in vielen Fällen zu Arbeitsausfällen. Viele Pflegekräfte klagen bereits über immer wieder auftretende Gesundheitsleiden und glauben nicht, dass sie ihren Pflegeberuf bis zum Erreichen des regulären Rentenalters ausüben werden. Der Gesetzgeber verlangt einen hohen Qualitätsstandard, der mit dem von ihm festgelegten Personalaufwand und im Rahmen eines bestimmten Budgets erreicht werden soll. Die Aus-, Fort- und Weiterbildungen enthalten Defizite und sind nicht den gegenwärtigen Erfordernissen angepasst. Durch die Schichtarbeit der Pflegekräfte kann es zur Einschränkung der Sozialkontaktpflege und zu Vereinbarkeitsproblemen des Berufs- und des Privatlebens kommen. Das gesellschaftliche eher negative Bild der Pflegearbeitsstelle ist weit verbreitet und wurde letztendlich durch die Medien massiv verstärkt. Die Erwerbstätigen erfahren für ihre Arbeit wenig Wertschätzung und Anerkennung, und die Berufseinsteiger sind aufgrund all dieser Berufsaussichten wenig motiviert, den Pflegeberuf zu ergreifen. Es ist wichtig, die Ursachen des Pflegepersonalmangels zu reduzieren. Um die Wertschätzung und die Anerkennung der Pflegekräfte für ihre Pflegearbeit zu erhöhen, erforscht das Deutsche Institut für angewandte Pflegeforschung e.V. zurzeit, ob die „Mechanismen der Wertschätzung“ aus der Produktionsfacharbeit auf die Pflegedienstleistungen übertragbar sind. Die Verfasserin schlägt vor, ein internes Lernsystem, so wie es in Kapitel 5.1 beschrieben ist, als Schlüssel für mehr Wertschätzung, aber auch zur kostengünstigen Qualifikation der Pflegekräfte, zur Förderung der Kommunikation untereinander und zur Verbesserung der Zusammenarbeit in die Struktur der Einrichtung zu integrieren.

Literaturverzeichnis

Alma-Ata. (1978): Deklaration der Internationalen Konferenz zur Primären Gesundheitsversorgung Alma-Ata USSR1979. Online in Internet: URL: http://www.euro.who.int/__data/assets/pdf_file/0017/132218/e93944G.pdf [Abruf am 01.02.2012].

Angehörige. (2012): „Vielen Dank für ihre Hilfe, ich weiß ja, dass Sie hier viel Stress haben" (möchte anonym bleiben), Düsseldorf [Aussage vom 12.01.2012].

Assmussen, M. (2010): Praxisbuch Kinaestethics, Erfahrungen zur individuellen Bewegungsunterstützung auf Basis der Kinästhetik, 2. Aufl., Urban & Fischer Verlag, München 2010.

Badura, B., Ritter, W., Scherf, M. (1999a): Betriebliches Gesundheitsmanagement, ein Leitfaden für die Praxis, edition sigma rainer bohn Verlag, Berlin 1999.

Badura, B., Ritter. W., Scherf, M. (1999b): Betriebliches Gesundheitsmanagement, ein Leitfaden für die Praxis, edition sigma rainer bohn Verlag, Berlin 1999.

Badura, B., Ritter, W., Scherf, M. (1999c): Betriebliches Gesundheitsmanagement, ein Leitfaden für die Praxis, edition sigma rainer bohn Verlag, Berlin 1999.

Badura, B., Ritter, W., Scherf, M. (1999d): Betriebliches Gesundheitmanagement, ein Leitfaden für die Praxis, edition sigma rainer bohn Verlag, Berlin 1999.

Badura, B., Ritter, W., Scherf, M. (1999e): Betriebliches Gesundheitsmanagement, ein Leitfaden für die Praxis, edition sigma rainer bohn Verlag, Berlin 1999.

Beermann, B. (1999): Arbeitszeitgestaltung und Gesundheitsförderung, S166, In: Badura, B., Ritter, W., Scherf, M. (Hrsg.), Betriebliches Gesundheitsmanagement, ein Leitfaden für die Praxis, edition sigma rainer bohn Verlag, Berlin 1999.

BGF-Experte, AOK-System. (2012a): Definition von BGM, Köln [Tel.: 0221-27 180 114, am 13.02.2012].

BGF-Experte, AOK-System. (2012b): Vertrauen schaffen, Köln [Tel.: 0221-27 180 114, am 13.02.2012].

Denzler, E. (2007): Drunter und drüber. In: Altenpflege Magazin für Fachkräfte in der Altenpflege, Nr. 4, S. 50-51, Vincentz Network GmbH & Co.KG, Zeitschriftendienst, Hannover 2007.

Erbsland, E. (2008): Alternde Bevölkerung und ökonomische Konsequenzen, S. 48-49, In: Kremin-Buch, Unger, F., Walz, H. (Hrsg.), Entwicklungslinien im Gesundheitswesen -Demographie und Integrieerte Versorgung, Bd. 9, Verlag Wissenschaft & Praxis, Sternenfels 2008.

Esslinger, A. S., Schobert, B. D. (2007): Erfolgreiche Umsetzung von Work-Live Balance in Organisationen, Strategien, Konzepte, Maßnahmen, Deutscher Universitätsverlag/GWD Fachverlag GmbH, Wiesbaden 2007.

Fenchel, V. (1999): Die Ausbildungssituation in der Altenpflege, S. 91, In: Zimber, A., Weyerer, S. M. (Hrsg.), Arbeitsbelastung in der Altenpflege, Verlag für angewandte Psychologie, Göttingen 1999.

Flothow, A. H.-D. (2011): KddR-Manual Neue Rückenschule, Professionelle Kurskonzeption in Theorie und Praxis, Urban & Fischer Verlag, München 2011.

Görres, S., Luckey, K. (1999a): Versorgungsanforderungen und -realität, S. 67, In: Zimber, A., Weyerer, S.M. (Hrsg.), Arbeitsbelastung in der Altenpflege, Verlag für angewandte Psychologie, Göttingen 1999.

Görres, S., Luckey, K. (1999b): Einführung der Pflegeversicherung, S. 73, In: Zimber, A., Weyerer, S.M. (Hrsg.), Arbeitsbelastung in der Altenpflege, Verlag für angewandte Psychologie, Göttingen 1999.

Görres, S., Luckey, K. (1999c): Einführung der Pflegeversicherung, S.68, In: Zimber, A., Weyerer, S. M. (Hrsg.), Arbeitsbelastung in der Altenpflege, Verlag für angewandte Psychologei, Göttingen 1999.

Google. (2012): KörperBild. Online in Internet: URL: http://www.google.de/search?q=k%C3%B6rper+bild&hl=de&qscrl=1&nord=1&rlz [Abruf am 09.02.2012].

Graalmann, J. (2012): Grenze zwischen Pflege-WG und Pflegeheim, In: Ärztezeitung. Online in Internet: URL: http://www.aerztezeitung.de/politik_gesellschaft/gp_specials/pflegereform/article/804565/experten-zerpfluecken-bahrs-pflegereform.html?sh=11&h=874161748 [Abruf am 20.02.2020].

Gutzwiller, F. F. (2007). Sozial- und Präventivmedizin, Public Health, 3. Aufl., Hans Huber Verlag, Bern 9 2007.

Hartmann, B. (2010): Arbeitsbezogene Muskel-Skelett-Erkrankungen -eine Herausforderung für die Arbeitsmedizin und Arbeitswissenschaften. In: Zentralblatt für Arbeitsmedizin, Arbeitsschutz und Ergonomie, Bd. 60, Nr. 11, S. 367-368, Haefner Verlag, Heidelberg 2010.

Hilger, E. (2011): Können wir unseren kognitiven Abbau beeinflussen?. Online in Internet: URL: http://www.springermedizin.at/artikel/21133-koennen-wir-unseren-kognitiven-abbau-beeinflussen [Abruf am 18.02.2012].

Jerusalem, M. (1990a): Persönliche Ressourcen, Vulnerabilität und Streßerleben, Verlag für Psychologie, Göttingen 1990.

Jerusalem, M. (1990b): Persönliche Ressourchen, Vulnerabilität und Streßerleben, Verlag für Psychologie, Göttingen 1990.

Kramer, U. (1998): Wettbewerbsstärke und bessere Vereinbarkeit von Familie und Beruf -kein Wiederspruch, Kohlhammer Verlag, Stuttgart 1998.

Küsgens, I. (2005): Krankheitesbedingte Fehlzeien in Altenpflegeberufen - Eine Untersuchung der Altenpflegeeinrichtungen tätigen AOK-Versicherten, S.203, In: Badura, B. (Hrsg.), Fehlzeiten-Report 2004, Springer Verlag, Berlin und Heidelberg 2005.

Neuenschwander, M. (2001a): Die Bedeutung von personalen Ressourcen, sozialen Stressoren und sozialer Vernetzung für die Gesundheit junger Erwachsener, Verlag für Wissenschaft und Bildung, Berlin 2001.

Neuenschwander, M. (2001b): Die Bedeutung von personalen Ressourcen, sozialen Stressoren und sozialer Vernetzung für die Gesundheit junger Erwachsener, Verlag für Wissenschaft und Bildung, Berlin 2001.

o.V. förderland. (2012): Wissen für Gründer und Unternehmer. Online in Internet: URL: http://www.foerderland.de/1066.0.html [Abruf am 26.01.2012].

o.V. Institut für Public Health und Pflegeforschung, Abteilung 3. (2010): "Imagekampagne für Pflegeberufe auf der Grundlage empirisch gesicherter Daten" - Einstellungen von Schüler/innen zur möglichen Ergreifung eines Pflegeberufes -Ergebnisbericht-. Online in Internet: URL: http://www.ipp.uni-bremen.de/downloads/abteilung3/Image_Abschlussbericht.pdf, Bremen 2010 [Abruf am 21.02.2012].

o.V. SL/Marketing. (2007): Pflegende schleppen mehr als Bauarbeitter. Online in Internet: URL: http://www.streuverluste.de/aktuell/2007-11-28/pe-pflege-pflegemitarbeiter-belastung.html [Abruf am 22.01.2012].

o.V. destatis. (2009): koordinierte Bevölkerungsvorausberechnung. Online in Internet: URL: http://www.destatis.de/jetspeed/portal/cms/Sites/destatis/Internet/DE/Content/Publikationen/Fachveroeffentlichungen/Bevoelkerung/VorausberechnungBevoelkerung/BevoelkerungDeutschland2060Presse5124204099004,property=file.pdf [Abruf am 26.01.2012].

o.V. (2009): Wertschätzung in der Altenpflege: Institut für Pflegeforschung startet ein neues Projekt. In: Altenpflege Vorsprung durch Wissen, Nr. 11, S. 16, Vincentz Network, Hannover 2009.

o.V. Bundesgesundheitsmisterium für Gesundheit. (2011): Pflegekräftemangel. Online in Internet: URL: http://www.bmg.bund.de/pflege/pflegekraefte/pflegefachkraeftemangel.html [Abruf am 05.01.2012].

o.V. dip. (2009-2012): Pflege Wert. Online in Internet: URL: http://www.dip.de/projekte/projekt-details/?L=0&tx_ttnews%5BbackPid%5D=56&tx_ttnews%5Btt_news%5D=106&cHash=ce473caed9955e83f636e76545216f23 [Abruf am 29.01.2012].

o.V. pharmaDigest. (2011): Demenz Prävention. Online in Internet: URL: https://www.evidis.ch/EVIDISSupportingDocumentsList/pharmaDigest/Musterkarten/Demenz%20Pr%C3%A4vention.pdf [Abruf am 18.02.2012].

o.V. +medizin. (2012): Pflege- Arbeitsschutz und Arbeitsmedizin: Pflegende schleppen mehr als Bauarbeiter. Online in Internet: URL: http://www.medizin-aspekte.de/2007/12/pflege_4406.html [Abruf am 30.01.2012].

Afentakis, A. (2009): Krankenpflege - Berufsbelastung und Arbeitsbedingungen. **STATmagazin.** Online in Internet: URL: http://www.destatis.de/jetspeed/portal/cms/Sites/destatis/Internet/DE/Content/Publikationen/STATmagazin/Gesundheit/2009__08/2009__08Belastung,templateId=renderPrint.psml#Link1 [Abruf am 22.01.2011].

Ostermann, D. (2010): Gesundhietscoaching, Springer Fachmedien Wiesbaden, Wiesbaden 2010.

Schützendorf, E. (2010): Wer pflegt, muss sich pflegen: Belastungen in der Altenpflege meistern, 2. erweiterte Aufl., Springer Verlag, Wien und New York 2010.

Schwarzer, R. (1981): Streß, Angst und Handlungsregulation, 3. Aufl., Kohlhammer Druckerei GmbH + Co.KG, Stuttgart 1981.

Seidel, H.-J. (1997): Arbeits- und Betriebsmedizin, Checklisten der aktuellen Medizin, Georg Thieme Verlag, Stuttgart 1981.

Seiß, F. (2011): Den Wert von Pflegearbeit schätzen. Online in Internet: URL: http://idw-online.de/de/news445745 [Abruf am 27.01.2012].

Singer, S. (2010): Mit gesunden Mitarbeitern zu unternehmerischen Erfolg, S. 62, In: Esslinger, S. E., Emmert, M., Schöffski, O. (Hrsg.), Betriebliches Gesundheitsmanagement, Gabler Verlag, Wiesbaden 2010.

Stiller-Harms, C. (2007): Gesundhietspflege-Kongresse 2./3. November 2007, Hamburg. Online in Internet: URL: http://www.heilberufe-kongresse.de/kap04/abstracts/102_kongress25.pdf [Abruf am 15.02.2012].

Waller, H. (2006): Gesundheitswissenschaft, Eine Einführung in Grundlagengen und Praxis, 4. Aufl., Kohlhammer Druckerei GmbH + Co.KG, Stuttgart 2006.

Weyerer, S. M. (1999): Epidemiologie körperlicher und psychischer Beeinträchtigung im Alter, S.21, In: Zimber, A., Weyerer, S. M. (Hrsg.), Areitsbelastung in der Altenpflege, Verlag für angewandte Psycholoegie, Göttingen 1999.

Wiese, U. E. (2009): Rechtliche Qualitätsvorgaben in der stationären Altenpflege, Leitfaden durch den Gesetzesdschungel, 2. Aufl., Urban & Fischer Verlag, München 2009.

Anhang

Dreiseitiger Mitarbeiter-Gesundheitsfragebogen

Mitarbeiter – Gesundheitsfragebogen

Liebe/r Pfleger/in und Azubis

Das Durchschnittsalter in Deutschland bei Männern und Frauen beträgt Mitte 40 Lebensjahre. Das heißt, die Menschen werden immer älter und es werden zukünftig immer mehr Pflegefachkräfte benötigt.

Intensive Arbeitsbelastungen und stetig hohe Stressfaktoren führen vielmals zu Gesundheitsrisiken. Das erschwert langfristig die Arbeit der qualitativ hochwertigen Versorgung in Pflegeeinrichtungen. Oftmals ist die nachhaltige Pflegearbeit bis zum Erreichen des regulären Rentenalters nicht möglich.

Im Rahmen meiner Praktikumsarbeit und in Zusammenarbeit mit meinem Praktikumsbetrieb bitte ich Sie darum, mir ein paar Minuten Ihrer kostbaren Zeit zu schenken um den folgenden Gesundheitsfragebogen auszufüllen.

Ziel ist die Ermittlung möglicher oder schon bestehender Gesundheitsgefährdungen in allen Bereichen (sozial, physisch, psychisch).

Mit meiner Arbeit möchte ich für Sie eine Verbesserung der Arbeitsbedingungen in den Pflegeberufen erreichen und Ansätze zur Reduzierung von Gesundheitsrisiken und Stress bieten.

Ich bedanke mich bei Ihnen für Ihre Mitarbeit. Bitte geben Sie den Fragebogen vollständig ausgefüllt bis spätestens Di, 06.12.2011 (Nikolaustag) an der Rezeption Ihrer Einrichtung zurück.

Mit freundlichen Grüßen

Nicole Tervooren (Praktikantin)

Bitte zurücksenden an:

Seniorenheim Sonnenschein

Musterstr. 1

40227 Düsseldorf

1. Geschlecht: männlich ☐ weiblich ☐

2. Alter: bis 29 ☐ 30-39 ☐ 40-49 ☐ 50-59 ☐ 60-69 ☐

3. **Belastungsanalyse:** Bitte schätzen Sie auf einer Skala von 1-10 ein, wie stark Sie folgende Arbeitsbedingungen belasten. Dabei gilt: 1-4 gar nicht oder kaum belastend, 5-8 belastend, aber noch nicht überfordernd, 9-10 stark belastend oder überfordernd.

Ich fühle mich belastet durch folgende Bedingungen am Arbeitsplatz	**Gar nicht oder kaum 1-4**	**Belastend, aber noch nicht überfordernd 5-8**	**Stark belastend oder überfordernd 9-10**
Ständige Aufmerksamkeit	☐	☐	☐
Schnelligkeit	☐	☐	☐
Große Arbeitsmengen	☐	☐	☐
Hohe Fehlermöglichkeiten	☐	☐	☐
Unterbrechung von angefangenen Arbeiten	☐	☐	☐
Schlechte Belüftung / Klimaanlage	☐	☐	☐

4. Beschwerden des Stütz- und Bewegungsapparates:
Welche von diesen Körperteilen haben in den letzten zwölf Monaten oft o. stark geschmerzt?

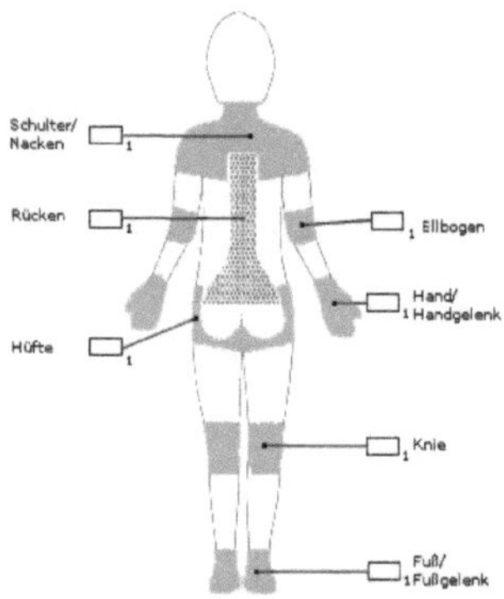

5. Gesundheitsbeschwerden:
   Welche von den nachfolgenden Beschwerden sind in den letzten zwölf Monaten öfter o. stark aufgetreten?

Hörstörungen (wie z.B. Rauschen, Pfeifen)	
Hautausschläge	
Kopfschmerzen	
Magen- oder Darmbeschwerden	
Kreislaufstörungen (Schwindelgefühl)	
Schlafstörungen	
Erschöpfung, Abgespanntheit	
Nervosität (innere Unruhe, Anspannung)	

6. Wie viele Überstunden leisten Sie durchschnittlich in einer Woche?
   1-2 ☐ 3-4 ☐ 5-10 ☐ mehr als 10 ☐

7. Wie häufig waren Sie in den letzten zwölf Monaten arbeitsunfähig erkrankt?
   1-2x ☐ 3-4x ☐ 5-10x ☐ mehr als 10x ☐

8. Wie schätzen Sie Ihre durchschnittliche Arbeits<u>stress</u>belastung der letzten zwölf Monaten ein?
   Kaum Stress ☐ mittelmäßig hohe Stressmenge, aber nicht überfordernd ☐ zu viel Stress oder überfordernd ☐

9. Würden Sie gerne an einem Seminar zur Stressbewältigung teilnehmen?
   Ja ☐ nein ☐

10. Würden Sie mit guten Arbeitsbedingungen und einem guten Gesundheitszustand gern bis zu Ihrem Rentenalter in Ihrem Beruf tätig sein? Ja ☐ nein ☐

11. Gibt es etwas, dass sich Ihrer Meinung nach ändern müsste, um Ihren Beruf bis ins Rentenalter ausführen zu wollen/können? Was sollte sich Ihrer Meinung nach ändern? Was müsste verbessert werden? (BITTE SCHREIBEN SIE LESERLICH)

____

____

____